# Buena comida, Buen humor:

## "Descubriendo cómo la buena comida afecta tu estado de ánimo"

## Alina Peyton

# Contenido

# Introducción:

En nuestro mundo ultramoderno y acelerado, donde el estrés y la ansiedad son compañeros demasiado familiares, no se puede exagerar la importancia de mantener una buena salud interna. Si bien los remedios, las drogas y los métodos coloridos de ayuda han ganado importancia a la hora de abordar el bienestar interno, existe un factor que con frecuencia se pasa por alto y que desempeña un papel vital en la configuración de la comida de nuestro país emocional. Sí, el verdadero alimento que da energía a nuestro cuerpo también tiene un profundo impacto en nuestro estado de ánimo y sentimientos.

La conexión entre lo que comemos y cómo nos sentimos ha intrigado a científicos, nutricionistas y amantes de la salud durante siglos. Hipócrates, la antigua corvina griega a la que con frecuencia se refería como el "Padre de la Medicina", tenía un cartel famoso: "Que la comida sea tu droga y la droga sea tu alimento". Sus palabras hicieron eco de la comprensión de que los alimentos que consumimos no son simplemente un medio para saciar nuestra hambre; Es una potente fuente de alimento tanto para nuestro cuerpo como para nuestra mente.

Esta concepción ha atraído una atención renovada en los últimos tiempos a medida que la exploración en los campos de la nutrición y la psicología ha profundizado en la intrincada relación entre la dieta y la salud interna. No es ningún secreto que ciertos alimentos pueden hacernos sentir letárgicos y perversos, mientras que otros ofrecen una sensación de vitalidad y placer. Pero, ¿cuáles son los mecanismos detrás de estos productos y cómo podemos aprovechar el poder de la buena comida para mejorar nuestro estado de ánimo y promover el bienestar emocional?

En esta disquisición integral, nos embarcamos en un viaje para desentrañar las mistificaciones de cómo nuestras elecciones saludables impactan nuestros países emocionales. Nos adentraremos en la sabiduría detrás de esta conexión, examinando la parte de los neurotransmisores, las hormonas y otros procesos bioquímicos que vinculan los alimentos que comemos con nuestros cambios de humor y nuestra salud interna.

Pero nuestra búsqueda se extiende más allá del ámbito de la investigación científica. También exploraremos los aspectos artísticos y cerebrales de la comida, observando cómo el acto de comer se entrelaza frecuentemente con nuestros gestos emocionales. Desde el reconfortante contacto de un cálido coliseo de bruma en un día frío de descanso hasta la alegría de celebrar de participar en un lío con huesos amados, la comida está profundamente arraigada en nuestra sombra emocional.

A lo largo de este viaje, descubriremos los secretos de los alimentos que tradicionalmente han sido aclamados como "estimulantes del estado de ánimo" y aquellos que pueden contribuir a las pasiones de ansiedad y depresión. Brindaremos percepción práctica sobre cómo elaborar una dieta que respalde un bienestar interno óptimo y compartiremos consejos sobre cómo elegir alimentos conscientemente en un mundo lleno de opciones tentadoras pero potencialmente peligrosas.

Además, destacaremos la importancia de los enfoques personalizados de la nutrición, teniendo en cuenta que lo que funciona mejor para una persona puede no serlo para otra. Cada uno de nosotros es único y nuestras necesidades y respuestas saludables a los alimentos son inversamente diferentes. Comprender esta variabilidad es esencial para aclimatar nuestras dietas para promover estados emocionales positivos.

A medida que nos embarcamos en esta disquisición de la profunda conexión entre la comida y el estado de ánimo, lo que queremos es brindarle conocimientos que le permitirán tomar decisiones informadas sobre lo que come, lo que eventualmente lo llevará a una vida más feliz y saludable. Al final de este viaje, comprenderá mejor cómo la buena comida puede ser un apoyo importante para controlar el estrés, la ansiedad y las enfermedades del estado de ánimo.

Entonces, únase a nosotros en este pasaje informativo mientras descubrimos la sabiduría, la cultura y la psicología detrás de la fascinante interacción entre lo que tenemos en el plato y cómo nos sentimos. Es hora de descubrir cómo la buena comida realmente afecta tu estado de ánimo y desbloquear la posibilidad de una vida más feliz y emocionalmente equilibrada.

# 1:
# La ciencia detrás de la alimentación y el estado de ánimo

## Introducción:

La comida no es sólo una fuente de alimento; También influye de manera importante en nuestro estado de ánimo y sentimientos. La conexión entre lo que comemos y cómo nos sentimos ha sido un tema de seducción durante siglos. En los últimos tiempos, la exploración científica ha arrojado luz sobre la intrincada relación entre la comida y el estado de ánimo, revelando que los alimentos que consumimos pueden tener un profundo impacto en nuestro bienestar emocional. Este contenido explora la sabiduría detrás de la comida y el estado de ánimo, examinando los mecanismos fisiológicos y cerebrales que mantienen esta conexión y las implicaciones para nuestra salud y felicidad en general.

# Influencias nutricionales sobre el estado de ánimo:

Nuestros cuerpos son sistemas bioquímicos complejos y los nutrientes que obtenemos de los alimentos desempeñan un papel fundamental en el mantenimiento del equilibrio dentro de este sistema. Se ha relacionado que varios nutrientes cruciales tienen un impacto significativo en el estado de ánimo.

## 1. *Ácidos adiposos omega-3:*

Estas grasas esenciales que se encuentran en el pescado graso, las semillas de lino y las nueces son vitales para la salud del cerebro. Las investigaciones sugieren que los ácidos grasos omega-3 pueden reducir los síntomas de
depresión y ansiedad al promover el producto de neurotransmisores como la serotonina y la dopamina.

## 2. *Vitaminas y Minerales:*

Las deficiencias de vitaminas y minerales, como vitamina D, vitamina B y magnesio, se han relacionado con enfermedades del estado de ánimo. Estos nutrientes participan en coloridos procesos bioquímicos, incluida la combinación de neurotransmisores, que afectan la regulación del estado de ánimo.

## 3. _Proteínas:_

Los aminoácidos, los bloques estructurales de las proteínas, son necesarios para la producción de neurotransmisores. El consumo de alimentos ricos en proteínas puede ayudar a estabilizar el estado de ánimo y reducir las pasiones de perversidad.

## 4. _Carbohidratos:_

Los carbohidratos, especialmente los complejos como los cereales integrales, promueven la liberación de serotonina en el cerebro. Este neurotransmisor que le hace sentirse bien se asocia con un mejor estado de ánimo y una reducción del estrés.

### 5. _Probióticos:_

La conexión intestino-cerebro es un área de exploración fascinante. Los alimentos ricos en probióticos como el yogur y el kéfir pueden afectar significativamente el estado de ánimo al mantener un equilibrio saludable de las bacterias intestinales, que se comunican con el cerebro a través del eje intestino-cerebro.

## La conexión intestino-cerebro:

La conexión intestino-cerebro es un sistema de comunicación bidireccional entre el tracto gastrointestinal y el sistema nervioso central. La exploración emergente ha demostrado que la composición del microbioma intestinal, la comunidad de microorganismos que viven en nuestro tracto digestivo, puede afectar nuestro estado de ánimo y gesto. Esta conexión resalta la importancia de mantener un intestino sano a través de la dieta y los probióticos para apoyar el bienestar interno.

Cuando consumimos ciertos alimentos, particularmente aquellos ricos en fibra y prebióticos, damos alimento a las bacterias intestinales saludables. Estas bacterias también pueden producir compuestos que tienen un impacto directo en el cerebro. Por ejemplo, algunas bacterias intestinales producen ácidos adiposos de cadena corta (AGCC), que se ha demostrado que reducen la inflamación en el cerebro y promueven el crecimiento de nuevas neuronas, lo que potencialmente perfecciona el estado de ánimo y la función cognitiva.

Por el contrario, un microbioma intestinal desequilibrado, que a menudo se debe a una dieta rica en alimentos reutilizados y azúcar, se ha asociado con un mayor riesgo de enfermedades del estado de ánimo como la depresión y la ansiedad. Esto resalta la importancia de las opciones saludables para mantener un intestino sano y, por extensión, un estado de ánimo positivo.

# El papel de la inflamación:

La inflamación crónica se ha relacionado como un factor común en numerosas enfermedades del estado de ánimo. Ciertos alimentos, como los ricos en azúcares refinados y grasas impregnadas, pueden promover la inflamación en el cuerpo. La inflamación puede alterar el equilibrio de los neurotransmisores en el cerebro y viciar la función de las regiones del cerebro responsables de la regulación del estado de ánimo.

Por el contrario, una dieta antiinflamatoria rica en frutas, verduras, cereales integrales y ácidos adiposos omega-3 puede ayudar a reducir la inflamación y mejorar el estado de ánimo. Estos alimentos están repletos de antioxidantes y fitoquímicos que combaten el estrés oxidativo y promueven la salud cerebral en general.

# Aspectos psicológicos de la alimentación y el estado de ánimo:

La relación entre la comida y el estado de ánimo no es únicamente una cuestión de fisiología. Los factores cerebrales también juegan un papel importante en cómo presenciamos la comida y su impacto en nuestros sentimientos.

## 1. *Alimentación emocional*:

Muchas personas recurren a alimentos reconfortantes cuando se sienten deprimidas o estresadas. Estos alimentos suelen tener un alto contenido de azúcar y grasas, lo que mejora temporalmente el estado de ánimo. Aun así, esto puede conducir a un ciclo de alimentación emocional y aumento de peso, que eventualmente afectará el estado de ánimo y la autoestima a largo plazo.

## 2. *Influencias culturales y sociales:*

Nuestra formación artística y nuestro terreno social impactan nuestras elecciones y hábitos alimentarios. participando de un lío con huesos amados puede mejorar las pasiones de felicidad y conexión, mientras que las tradiciones artísticas frecuentemente vinculan alimentos específicos con gestos emocionales.

### 3. _Alimentación consciente:_

Ensayar una alimentación consciente implica prestar mucha atención a la experiencia sensible de comer. Puede conducir a una menor apreciación de la comida y a una relación más equilibrada con la comida, lo que potencialmente perfecciona el bienestar emocional general.

## Conclusión:

La sabiduría detrás de la comida y el estado de ánimo es un campo complejo y en evolución. Subraya la idea de que lo que comemos importa no sólo para nuestra salud física sino también para nuestro bienestar emocional. Al tomar decisiones saludables informadas que prioricen los alimentos ricos en nutrientes, un microbioma intestinal saludable y opciones antiinflamatorias, podemos impactar apreciablemente nuestro estado de ánimo y reducir la amenaza de enfermedades del estado de ánimo. Además, comprender los aspectos cerebrales de la comida y el estado de ánimo puede capacitar a las individualidades para desarrollar hábitos alimentarios más saludables y una relación más positiva con la comida. Con el tiempo, la sabiduría de la comida y el estado de ánimo nos recuerda que el camino hacia el bienestar emocional puede comenzar en nuestros platos.

# 2:
# Cómo la comida chatarra afecta el estado de ánimo

## Introducción:

En el acelerado mundo ultramoderno, la comida chatarra se ha convertido en una parte omnipresente de nuestra vida diaria. Es accesible, delicioso y frecuentemente asequible. Aún así, lo que no siempre consideramos es cómo el consumo de comida chatarra puede afectar nuestro estado de ánimo. Más allá de sus beneficios para la salud física, la conexión entre la comida chatarra y el estado de ánimo es un tema complejo y fascinante. Este contenido profundizará en las coloridas formas en que la comida chatarra afecta nuestro estado de ánimo, explorando las consecuencias tanto a corto como a largo plazo.

# 1. *El deleite instantáneo y el aumento de dopamina:*

Una de las formas inmediatas en que la comida chatarra afecta nuestro estado de ánimo es a través del deleite instantáneo que proporciona. Se pretende que la comida chatarra sea en gran medida sabrosa, repleta de azúcar, hisopos y grasas no saludables. Cuando nos entregamos a estos alimentos, nuestro cerebro genera una oleada de dopamina, frecuentemente
conocido como el neurotransmisor que hace sentir bien. Este aumento de dopamina conduce a un aumento temporal del estado de ánimo, haciéndonos sentir más felices y satisfechos.

Sin embargo, esta mejora instantánea del estado de ánimo viene acompañada de un golpe. Con el tiempo, el cerebro puede desarrollar tolerancia a estos aumentos de dopamina, lo que lleva a la necesidad de consumir más comida chatarra para alcanzar la misma posición de satisfacción. Esto prepara el escenario para un ciclo implícito de atiborramiento y jones, que puede afectar negativamente el estado de ánimo a largo plazo.

## 2. *La montaña rusa del azúcar:*

El alto contenido de azúcar en la comida chatarra, particularmente en tónicos, delicias y afters, puede provocar lo que generalmente se conoce como la "montaña rusa de azúcar". Cuando comemos alimentos pegajosos, nuestros niveles de azúcar en sangre aumentan rápidamente, proporcionándonos una explosión de energía y un mejor humor temporal. Aún así, esto suele ir seguido de una fuerte caída en los niveles de azúcar en la sangre, lo que nos deja sintiéndonos fatigados, perversos e incluso ansiosos.

El cambio constante en las situaciones de azúcar en sangre debido al consumo frecuente de comida chatarra pegajosa puede producir un ciclo de cambios de humor. Estos cambios de humor pueden ser especialmente notorios en los niños, que son más sensibles a los productos del azúcar. Con el tiempo, este patrón de azúcar en sangre inestable puede contribuir a enfermedades habituales del estado de ánimo y a una mayor amenaza de afecciones como la depresión y la ansiedad.

## 3. *La inflamación y la conexión intestino-cerebro:*

Exploraciones recientes han arrojado luz sobre la intrincada relación entre el intestino y el cerebro, frecuentemente denominada "eje intestino-cerebro". La comida chatarra, que generalmente tiene un alto contenido de componentes reutilizados y carece de fibra, puede alterar el equilibrio de las bacterias intestinales y promover la inflamación en el sistema digestivo.

Esta inflamación no sólo afecta nuestra salud física sino que también tiene un profundo impacto en nuestro estado de ánimo. Los estudios han demostrado que las personas con inflamación habitual tienen más probabilidades de presenciar síntomas de depresión y ansiedad. La conexión intestino-cerebro sugiere que los alimentos que comemos pueden afectar nuestro bienestar emocional de maneras sorprendentes.

## 4. *Escasez de nutrientes y salud mental:*

La comida chatarra es conocida por ser pobre en nutrientes y al mismo tiempo rica en calorías. Cuando consumimos estos alimentos con regularidad, privamos a nuestro cuerpo y a nuestra inteligencia de nutrientes esenciales que son fundamentales para la salud interna. Por ejemplo, una dieta rica en comida chatarra puede provocar escasez de vitaminas como la vitamina B, el zinc y los ácidos adiposos omega 3, los cuales desempeñan un papel vital en la regulación del estado de ánimo.

La escasez de estos nutrientes se ha relacionado con una mayor amenaza de enfermedades del estado de ánimo. Por ejemplo, los niveles bajos de vitamina D se asocian con un riesgo avanzado de depresión, mientras que los ácidos grasos omega-3 son conocidos por sus propiedades antiinflamatorias y su capacidad para paliar los síntomas de ansiedad y depresión.

## 5. *El círculo vicioso de la alimentación emocional:*

La alimentación emocional es un milagro en el que las individualidades recurren a la comida, frecuentemente comida chatarra, como medio de gestión para afrontar el estrés, la tristeza o el tedio. El consuelo inmediato que brindan estos alimentos puede brindar un escape temporal de los sentimientos negativos. Aún así, con frecuencia conduce a la culpa, la vergüenza y un empeoramiento del estado de ánimo una vez que desaparece la satisfacción original.

Esto crea un círculo vicioso, donde las individualidades calculan constantemente la comida chatarra para regular sus sentimientos, inmortalizando el vínculo entre hábitos alimentarios poco saludables y estados de ánimo negativos. Romper este ciclo puede ser agotador, ya que requiere buscar formas más saludables de manejar los factores estresantes emocionales.

## 6. *Consecuencias a largo plazo sobre la salud mental:*

Si bien los beneficios inmediatos de la comida chatarra para mejorar el estado de ánimo están bien demostrados, es esencial considerar las consecuencias a largo plazo sobre la salud interna. Una dieta rica en comida chatarra se asocia con un mayor riesgo de desarrollar enfermedades internas como la depresión y la ansiedad. Los mecanismos detrás de esta conexión son complejos e involucran inflamación, escasez de nutrientes y el eje intestino-cerebro.

Del mismo modo, una dieta rica en comida chatarra está frecuentemente relacionada con la rotundidad, que es un conocido factor de amenaza para las enfermedades del estado de ánimo. El riesgo cerebral de la rotundidad, incluidos los problemas de imagen corporal y la sordidez social, puede contribuir a pasiones de depresión y ansiedad.

# Conclusión:

La relación entre la comida chatarra y el estado de ánimo es multifacética y de gran alcance. Si bien el placer inmediato de disfrutar de estos alimentos puede mejorar temporalmente el estado de ánimo, las consecuencias a largo plazo para la salud interna son importantes. Desde los aumentos repentinos de dopamina hasta la montaña rusa de azúcar, la conexión intestino-cerebro con la escasez de nutrientes y el círculo vicioso de la alimentación emocional, la comida chatarra

La comida deja una huella duradera en nuestro bienestar emocional.

Celebrar el impacto de la comida chatarra en el estado de ánimo es el primer paso para tomar decisiones saludables y más saludables. Es fundamental priorizar una dieta equilibrada y rica en nutrientes que favorezcan la salud interna y, al mismo tiempo, limitar el consumo de alimentos reutilizados y pegajosos. Al hacerlo, no sólo podemos mejorar nuestra salud física sino también proteger nuestro bienestar emocional a largo plazo.

# 3:
# Explorando la conexión intestino-cerebro

El cuerpo humano es un sistema complejo donde órganos y sistemas coloridos trabajan en armonía para mantener la salud y el bienestar. Una de las conexiones más interesantes e intrincadas del cuerpo es la que existe entre el intestino y el cerebro. Esta conexión, frecuentemente denominada "eje intestino-cerebro", desempeña un papel fundamental en la regulación no sólo de nuestra salud física sino también de nuestro bienestar interno y emocional. En este contenido, nos adentraremos en el fascinante mundo de la conexión intestino-cerebro, explorando sus mecanismos, significado y el campo de exploración emergente que continúa revelando sus secretos.

# El intestino es más que sólo la digestión:

Tradicionalmente, el intestino se ha asociado principalmente con la digestión y inmersión de nutrientes de los alimentos que consumimos. De hecho, es un sistema extraordinario, equipado con órganos coloridos similares al estómago, el intestino delgado y el colon, que trabajan en comunidad para descomponer motas de alimentos complejas en formas más simples que nuestro cuerpo puede utilizar para obtener energía y crecimiento. Aún así, en los últimos tiempos, los descubrimientos científicos han iluminado la parte multifacética del intestino más allá de la digestión.

Una de las exposiciones más sorprendentes es que el intestino alberga un ecosistema complejo de billones de microorganismos, incluso conocido como microbiota intestinal. Estos microorganismos incluyen bacterias, contagios, hongos y otros microbios, y forman una comunidad dinámica que interactúa con nuestro cuerpo de multitud de formas. La composición y diversidad de esta microbiota tienen un profundo impacto en nuestra salud, y los experimentadores han descubierto vínculos entre la microbiota intestinal y afecciones que van desde la rotundidad hasta las enfermedades autoinmunes.

## El cerebro más allá de las redes neuronales:

Si bien el cerebro es el centro de nuestros estudios, sentimientos y conocimientos, no es una realidad aislada dentro de nuestro cuerpo. Recibe aportaciones constantes de fuentes coloridas, y uno de los contribuyentes más influyentes es el intestino. La comunicación entre el intestino y el cerebro es bidireccional y se produce a través de múltiples vías, con los caprichos vagos y los mensajeros químicos como los neurotransmisores y las hormonas desempeñando lugares vitales.

Una de las principales formas en que el intestino influye en el cerebro es a través del producto de neurotransmisores como la serotonina. La serotonina, frecuentemente denominada el neurotransmisor que hace sentir bien, desempeña un papel fundamental en la regulación del estado de ánimo y una parte importante de ella se produce en el intestino. Esto resalta el profundo impacto que la salud intestinal puede tener en el bienestar emocional y en condiciones como la depresión y la ansiedad.

## El eje intestino-cerebro es una vía de doble sentido:

El eje intestino-cerebro es una red dinámica que facilita la comunicación constante entre el intestino y el cerebro. Este comercio va más allá de la regulación del estado de ánimo y se extiende a aspectos coloridos de nuestra salud. Por ejemplo, la investigación emergente ha demostrado que la microbiota intestinal puede afectar nuestro sistema vulnerable, nuestro metabolismo y, de hecho, nuestra función cognitiva.

Un área de estudio fascinante dentro de la conexión intestino-cerebro es su papel en enfermedades neurodegenerativas como el Alzheimer y el Parkinson. Los experimentadores han descubierto que los cambios en la composición de la microbiota intestinal pueden afectar la progresión de estas enfermedades, lo que plantea la posibilidad de nuevos enfoques terapéuticos dirigidos al intestino para tratar enfermedades relacionadas con el cerebro.

## El papel de la dieta y el estilo de vida:

Al comprender la conexión intestino-cerebro, resulta evidente que nuestras elecciones de vida, en particular la dieta, desempeñan un papel importante. Los alimentos que consumimos no sólo nutren nuestro cuerpo sino que también alimentan a los billones de microorganismos de nuestro intestino. Una dieta rica en fibra, prebióticos y probióticos puede promover una microbiota intestinal saludable, lo que, a su vez, beneficia la salud de nuestro cerebro.

Por el contrario, una dieta rica en alimentos reutilizados, azúcar y grasas impregnadas puede alterar el delicado equilibrio de la microbiota intestinal, lo que podría provocar inflamación y una mayor amenaza de enfermedades neurológicas. Esto subraya la importancia de una alimentación consciente y de elecciones saludables para mantencr un eje armonioso intestino-cerebro.

## El futuro de la exploración del intestino y el cerebro:

La disquisición de la conexión intestino-cerebro aún es inmadura y queda mucho más por descubrir. A medida que nuestra comprensión de esta intrincada relación se profundiza, se abren posibilidades instigadoras para nuevos tratamientos e intervenciones. Por ejemplo, el desarrollo de probióticos adaptados para abordar condiciones de salud internas específicas es un campo de exploración floreciente.

Además, los fármacos individualizados pronto podrán incluir evaluaciones de la composición de la microbiota intestinal de una persona para diseñar tratamientos e intervenciones que optimicen la salud física e interna. La posibilidad de aprovechar el eje intestino-cerebro con fines curativos es una frontera prometedora para el futuro de la medicina.

# Conclusión:

En conclusión, la conexión intestino-cerebro es un campo de estudio notable y en evolución que tiene contraacusaciones de gran alcance para nuestra salud y bienestar. Destaca la intrincada interacción entre nuestro intestino, la microbiota que alberga y nuestro cerebro. Esta conexión influye no sólo en nuestra salud física sino también en nuestros países internos y emocionales. A medida que continuamos desentrañando las mistificaciones del eje intestino-cerebro, cada vez resulta más claro que nutrir nuestra salud intestinal a través de la dieta y las elecciones de vida es esencial para la salud general. La posibilidad de que se produzcan curas e intervenciones innovadoras dirigidas a la conexión intestino-cerebro subraya la importancia de la exploración en curso en este campo. A medida que avancemos, nuestra comprensión de la conexión intestino-cerebro seguirá ampliándose,

# 4:
# Desayunos que mejoran el estado de ánimo: empezar bien el día

Suena la alarma y, aturdido, abres los ojos a un nuevo día. Mientras retiras las sábanas y balanceas los pies sobre el borde de la cama, un pensamiento ocupa tu mente: el desayuno. Es la comida que inicia el día y, si se hace correctamente, puede marcar la pauta para un día positivo y productivo. En este contenido, exploraremos la importancia del desayuno para tu estado de ánimo y compartiremos algunas deliciosas ideas para mejorar tu estado de ánimo y que te harán esperar con ansias tus mañanas.

## La conexión con el estado de ánimo del desayuno:

¿Alguna vez has notado cómo tu estado de ánimo puede variar drásticamente dependiendo de lo que desayunas? El desayuno no se trata sólo de llenar el estómago; se trata de nutrir tu cuerpo y tu mente. Lo que elijas comer puede tener un profundo impacto en tu estado de ánimo y niveles de energía a lo largo del día.

## La montaña rusa del azúcar en sangre:

Imagínate esto: te despiertas y te sumerges directamente en un cereal azucarado o un pastelito. Su nivel de azúcar en la sangre aumenta, lo que le brinda una explosión de energía, pero no dura mucho. Pronto, usted se estrella, sintiéndose irritable y fatigado. Esta montaña rusa de niveles de azúcar en sangre puede causar estragos en su estado de ánimo. Para evitarlo, opta por desayunos equilibrados que incluyan hidratos de carbono complejos, proteínas y grasas saludables.

## La conexión con la serotonina:

La serotonina, a menudo llamada el neurotransmisor del "bienestar", desempeña un papel crucial en la regulación del estado de ánimo. Para producir serotonina, su cuerpo necesita el aminoácido triptófano. Incorporar alimentos ricos en triptófano a tu desayuno puede ayudarte a mejorar tu estado de ánimo. Piense en alimentos como pavo, huevos, nueces y semillas.

## La importancia de los nutrientes:

El desayuno es una oportunidad para recargar nutrientes esenciales. Las deficiencias de nutrientes pueden contribuir a trastornos del estado de ánimo y bajos niveles de energía. Un desayuno rico en vitaminas, minerales y antioxidantes puede marcar un tono positivo para su día. Considere incluir frutas, verduras y cereales integrales en su desayuno.

## Ideas para el desayuno que mejoran el estado de ánimo:

Ahora que entendemos la conexión entre el desayuno y el estado de ánimo, profundicemos en algunas ideas deliciosas para el desayuno que lo harán sentir feliz y lleno de energía.

## 1. *Batido de sol:*

Comience el día con un rayo de sol mezclando naranjas, plátanos, yogur griego y un puñado de espinacas. La vitamina C de las naranjas y el folato de las espinacas te mejorarán el ánimo instantáneamente, mientras que la proteína del yogur te mantendrá satisfecho hasta el almuerzo.

## 2. *Tostada De Aguacate Con Huevos Escalfados:*

Las tostadas de aguacate son un clásico del desayuno por una razón. Las grasas saludables del aguacate proporcionan energía sostenida, mientras que los huevos escalfados ofrecen un aporte proteico. Cúbrelo con una pizca de hojuelas de pimiento rojo para darle un toque extra que mejore el estado de ánimo.

### 3. *Avena durante la noche:*

Prepara un frasco de avena durante la noche la noche anterior mezclando copos de avena con leche de almendras, semillas de chía y tus frutas favoritas. La avena es una gran fuente de fibra y puede ayudar a estabilizar los niveles de azúcar en sangre, manteniéndote de buen humor durante toda la mañana.

### 4. *Sándwich de mantequilla de nueces y plátano:*

Unte mantequilla de almendras o de maní sobre pan integral y agregue rodajas de plátano. Este desayuno sencillo pero satisfactorio combina proteínas, grasas saludables y las propiedades de los plátanos para mejorar el estado de ánimo, que son ricos en triptófano y vitamina B6.

### 5. *Tortilla de verduras:*

Bate algunos huevos, saltea tus verduras favoritas y crea una tortilla esponjosa. La combinación de proteínas de los huevos y las vitaminas y minerales de las verduras le proporcionará un comienzo del día lleno de nutrientes.

### 6. _Pudín de semillas de chía:_

Las semillas de chía son una fuente inagotable de nutrientes, repletas de ácidos grasos omega-3, fibra y proteínas. Mezcla las semillas de chía con leche de coco y un toque de miel, luego déjalas en remojo durante la noche. Cubra con bayas frescas para disfrutar de un desayuno sabroso y estimulante.

### 7. _Parfait de yogur griego:_

Cubra yogur griego con granola y una variedad de frutas frescas como fresas, arándanos y kiwi. Este parfait no sólo luce hermoso sino que también aporta probióticos del yogur y una dosis de antioxidantes de las frutas.

# Conclusión:

El desayuno es tu oportunidad de nutrir tu cuerpo y establecer un tono positivo para el día. Al elegir opciones de desayuno que mejoren el estado de ánimo y que proporcionen un equilibrio de nutrientes, puede mejorar su estado de ánimo, aumentar sus niveles de energía y afrontar el día con una perspectiva más brillante.

Recuerde que lo que funcione mejor para usted puede variar, así que siéntase libre de experimentar con diferentes combinaciones de desayuno hasta que encuentre lo que lo haga sentir mejor. Empezar el día con una sonrisa en la cara comienza con una elección consciente del desayuno. Así que aprovecha el poder de un desayuno que mejora tu estado de ánimo y saborea los beneficios que aporta a tus mañanas y más allá.

# 5:
# Almuerzos ricos en nutrientes para mejorar la productividad

En el mundo acelerado en el que vivimos, la productividad es una particularidad muy buscada. Ya sea que sea un emprendedor, un estudiante o un profesional, la capacidad de mantenerse enfocado y desempeñarse a su estilo es esencial. Si bien numerosos factores contribuyen a la productividad, un aspecto que con frecuencia se pasa por alto es la nutrición, especialmente cuando se trata de la comida del mediodía.

La hora del almuerzo es un momento crítico de su día. Es el momento en el que tu cuerpo necesita pérdida y energía para afrontar las horas restantes de trabajo o estudio. Lo que elijas comer en el almuerzo puede afectar significativamente tu rendimiento, estado de ánimo y bienestar general. En este contenido, exploraremos la concepción de almuerzos ricos en nutrientes y cómo pueden desempeñar un papel vital en la mejora de la productividad.

# El poder de los almuerzos ricos en nutrientes:

Los almuerzos ricos en nutrientes son complementos que le brindan a su cuerpo las vitaminas, minerales y macronutrientes esenciales que necesita para un funcionamiento óptimo. Estos almuerzos son equilibrados, nutritivos y están diseñados para mantener tus niveles de energía durante todo el otoño. Profundicemos en los rudimentos cruciales que hacen que los almuerzos ricos en nutrientes cambien las reglas del juego para la productividad.

## 1. *Macronutrientes equilibrados:*

Un almuerzo rico en nutrientes debe incluir un equilibrio de carbohidratos, proteínas y grasas saludables. Los carbohidratos brindan energía rápida, las proteínas apoyan la forma y el crecimiento de los músculos y las grasas saludables ayudan en la desnutrición y la función cognitiva. Al incorporar los tres macronutrientes a tu almuerzo, te sentirás más satisfecho y mantendrás situaciones de energía estables.

Considere opciones como una ensalada de quinua con garbanzos y aguacate, un sarape funk a la parrilla con chuck integral o un coliseo de arroz integral con salmón y vegetales ahumados.

## 2. <u>*Vitaminas y Minerales:*</u>

Las vitaminas y los minerales son esenciales para las funciones carnales coloridas, incluida la salud del cerebro y el apoyo vulnerable. Concluya con una variedad variada de frutas y verduras en su almuerzo para asegurarse de obtener una amplia gama de micronutrientes. Las espinacas, la col rizada, los pimientos morrones, las bayas y los cítricos son excelentes opciones.

## 3. <u>*Fibra para energía sostenida:*</u>

Los alimentos ricos en fibra, como los cereales integrales, las legumbres y las verduras, pueden ayudar a mantener niveles estables de azúcar en la sangre, evitando caídas de energía en el otoño.

Incorpora alimentos como la quinua, las lentejas y el brócoli a tus comidas para aumentar el aporte de fibra.

## 4. *La hidratación importa:*

La deshumidificación puede provocar fatiga y reducción de la función cognitiva. Prepare su almuerzo rico en nutrientes con un vaso de agua o té de hierbas para mantenerse empapado. Evite el exceso de bebidas pegajosas o cafeína, ya que pueden provocar descargas de energía y caídas.

# Ideas para almuerzos ricos en nutrientes:

Ahora que entendemos la importancia de los almuerzos ricos en nutrientes, exploremos algunas ideas prácticas de almuerzos para aumentar su productividad.

## 1. *Tazón mediterráneo:*

**-Ingredientes:**
-Quinua

-Funk asado o garbanzos para un opción
  Sumisa.
-Pepino, tomates cherry y rojo.
  cebolla
-aceitunas Kalamata
-basura de queso feta
-Salsa tzatziki

## 2. _Envoltura de verduras:_

**-Ingredientes:**
-Sarape integral
-hummus
- Aguacate en rodajas
-combinación de flora
-Pimientos morrones, zanahorias y
  pepino
-Coles

## 3. _Salmón y Espárragos:_

**- Ingredientes:**
-filete de salmón al horno
- Espárragos al vapor
-Quinua o arroz integral
- Salsa de eneldo y limón

## 4. *Ensalada de quinua:*

- **Ingredientes:**
 -Quinua cocida
 - Dados de mango
 -Pimiento rojo cortado en cubitos
 -Savia negra
 -Cilantro picado
 - Aderezo de vinagreta de lima

## 5. *Tazón de camote y frijoles negros:*

- **Ingredientes:**
-Células de boniato asado
- Savia negra cocida
-Espinacas salteadas o col rizada
-aguacate en rodajas
-salsa

Estas ideas para el almuerzo incorporan los principios de las comidas ricas en nutrientes, brindándole la energía y los nutrientes que necesita para excederse en la otra mitad del día.

# Planificación anticipada de almuerzos ricos en nutrientes:

Uno de los desafíos de mantener una rutina de almuerzo rica en nutrientes es la necesidad de planificación y medicación. A continuación se ofrecen algunos consejos para hacerlo más fácil.

## 1. *Preparación de comidas semanales:*

Reserve tiempo cada semana para planificar y preparar sus almuerzos. Puede cocinar cereales, proteínas y verduras picadas con antelación, lo que hace que sea rápido y fácil preparar sus refrigerios durante la semana.

## 2. *Control de porciones:*

Tenga en cuenta el tamaño de las porciones para evitar la glotonería. Invierta en titulares aplicables que le permitan dividir sus reflexiones de la semana.

### 3. *Merienda sabiamente:*

Incluye snacks saludables como frutos secos, yogur o fruta para mantener estables tus situaciones energéticas entre reflexiones. Evite las tentaciones de las máquinas.

### 4. *Escuche a su cuerpo:*

Presta atención a las señales de hambre de tu cuerpo. Come hasta que estés satisfecho, no exorbitantemente lleno.

### 5. *Experimenta y disfruta:*

No te pongas histérico por probar nuevas modas y sabores. Comer debe ser una experiencia placentera, así que explore diferentes cocinas y componentes.

## Conclusión:

Incorporar almuerzos ricos en nutrientes a su rutina diurna puede tener un profundo impacto en su productividad y bienestar general. Al proporcionarle a su cuerpo los nutrientes esenciales que necesita, estará mejor equipado para mantenerse concentrado, lleno de energía y motivado durante todo el día. Por lo tanto, tómese el tiempo para planificar y preparar almuerzos nutritivos y observe cómo aumenta su productividad. Tu cuerpo y tu mente te lo agradecerán.

# 6:
# Alimentación sostenible y beneficios para el estado de ánimo a largo plazo

## Introducción:

En el mundo actual, las decisiones que tomamos sobre lo que comemos tienen consecuencias de largo alcance, no sólo para nuestra salud sino también para la salud de la Tierra. La alimentación sostenible es un enfoque saludable que busca equilibrar las necesidades del individuo con las del terreno. Este capítulo explora la concepción de una alimentación sostenible y sus beneficios implícitos para el estado de ánimo a largo plazo.

El vínculo entre la dieta y el estado de ánimo:
Las investigaciones han demostrado una fuerte conexión entre la dieta y el estado

de ánimo. Consumir una dieta rica en frutas, verduras, cereales integrales y proteínas adicionales se ha asociado con un mejor bienestar interno. Por otro lado, las dietas ricas en alimentos reutilizados, azúcar y grasas no saludables pueden contribuir a enfermedades del estado de ánimo como la depresión y la ansiedad.

Definición de alimentación sostenible: La alimentación sostenible es un enfoque del consumo de alimentos que tiene en cuenta los aspectos ambientales, sociales y éticos del producto y el consumo de alimentos. Se enfatiza en elegir alimentos que tengan un menor impacto en el terreno y en apoyar sistemas alimentarios éticos e indiferentes.

## Componentes clave de una alimentación sostenible:

### 1. *Énfasis basado en plantas:*

Reducir el consumo de carne e incorporar más alimentos molidos industrialmente a la dieta de los huesos puede reducir la huella de carbono de los productos alimenticios.

## 2. *Alimentos de origen local:*

La compra de alimentos de origen local apoya la cría original, reduce las emigraciones por transporte y fomenta prácticas ganaderas sostenibles.

## 3. *Comida estacional:*

La elección de alimentos de temporada reduce la energía y las arcas necesarias para el rendimiento fuera de temporada.

## 4. *Minimizar el desperdicio de alimentos:*

Reducir el desperdicio de alimentos mediante una mejor planificación del desorden y prácticas de almacenamiento es un aspecto fundamental de la sostenibilidad.

## 5. *Elección ética de alimentos:*

La consideración de prácticas laborales justas y un trato ético a las criaturas es esencial para una alimentación sostenible.

# Beneficios para el estado de ánimo de una alimentación sostenible:

### 1.*Dieta rica en nutrientes:*

La alimentación sostenible fomenta una dieta rica en nutrientes, que puede favorecer la función cerebral óptima y la regulación del estado de ánimo.

### 2. *Ácidos adiposos omega-3:*

Las dietas que enfatizan los mariscos sustentables y las fuentes de ácidos adiposos omega-3 de origen industrial pueden ayudar a reducir la inflamación en el cerebro, perfeccionando potencialmente el estado de ánimo.

### 3. *Toxinas reducidas:*

La elección de alimentos orgánicos y producidos de forma sostenible puede minimizar la exposición a fungicidas y productos químicos que pueden afectar negativamente el estado de ánimo.

## 4. *Alimentación consciente:*

Los principios de una alimentación sostenible frecuentemente se alinean con prácticas alimentarias conscientes, que pueden mejorar el bienestar interno general.

# Conclusión:

La alimentación sostenible no es un estilo ni una tendencia transitoria. Es una sabiduría eterna transmitida de generación en generación. Es una moral que armoniza nuestras necesidades individuales con las de la comunidad global, tanto humana como no humana. Es un testimonio de nuestra capacidad para tomar decisiones que no sólo nos sostienen en el presente sino que también siembran las semillas de un futuro más saludable y feliz.

Entonces, la próxima vez que te sientes a hacer un desastre, deja que sea un momento de reflexión y festividad. Cada bocado puede ser una protesta de su compromiso con una realidad alegre y sostenible, donde la comida en su plato es un símbolo de su conexión duradera con el mundo y la fuente de felicidad que puede fluir de él.

En la gran sinfonía de la vida, la alimentación sostenible es la nota armoniosa que resuena dentro de nosotros y más allá, creando un aire hermoso que canta sobre remedios provisionales, salud y felicidad.

# 7:

# Comer para obtener energía: vitalidad a partir de la elección de alimentos

En nuestro mundo acelerado, la energía es un bien preciado. Si usted es un profesional ocupado, un padre que hace malabares con múltiples responsabilidades o simplemente intenta aprovechar al máximo cada día, tener mucha energía es esencial. Sin embargo, muchas personas luchan con las oscilaciones de energía y con frecuencia recurren a la cafeína o a refrigerios pegajosos para recuperarse rápidamente. En este capítulo, exploraremos la relación entre sus elecciones saludables y sus situaciones energéticas, y cómo puede comer para mantener una vitalidad sostenida.

# La ecuación de la energía:

Antes de profundizar en alimentos específicos y patrones saludables, es importante comprender los principios introductorios que rigen nuestras situaciones energéticas. La energía se deduce de los alimentos que consumimos, que aportan a nuestro cuerpo los nutrientes esenciales, principalmente carbohidratos, grasas y proteínas. Estos nutrientes se descomponen durante la digestión y se convierten en energía mediante coloridos procesos metabólicos.

La clave para mantener situaciones energéticas óptimas es lograr un equilibrio entre el aporte y el gasto de energía. Sin embargo, el exceso se almacena en forma de grasa si consume más calorías (energía) de las que su cuerpo necesita. Nuevamente, si constantemente consumes menos calorías de las que tu cuerpo necesita, puedes presenciar una falta de energía y, con el tiempo, una pérdida de peso. Lograr este equilibrio es fundamental para el bienestar general.

## Calidad sobre cantidad:

No todas las calorías son iguales cuando se trata de mantener la energía. Si bien es tentador concentrarse únicamente en el recuento de calorías, la calidad de las calorías que consume es inversamente importante. Los alimentos en gran parte reutilizados, pegajosos y mejorados pueden proporcionar una rápida inyección de energía, pero con frecuencia van seguidos de un bajón, que te deja sintiéndote cansado y lento. más bien, concluya con alimentos ricos en nutrientes que ofrecen energía sostenida durante todo el día.

## Hidratos de carbono complejos:

Los carbohidratos son la principal fuente de energía de su cuerpo. Los carbohidratos complejos, que se encuentran en alimentos como cereales integrales, frutas y verduras, se digieren con lentitud, lo que proporciona una liberación constante de energía. Estos alimentos también son ricos en fibra, lo que ayuda a estabilizar los niveles de azúcar en la sangre, evitando arpones de energía y caídas.

## Grasas saludables:

Las grasas son otro elemento esencial de una dieta equilibrada. Las grasas saludables, como las que se encuentran en los aguacates, las nueces y el aceite de oliva, brindan una fuente concentrada de energía y favorecen la absorción de vitaminas responsables de las grasas. Incluir estas grasas en sus comidas puede ayudar a mantener las situaciones de energía y hacer que se sienta saciado.

## Poder proteico:

Las proteínas juegan un papel fundamental en la reparación y erección de las apkins, pero también pueden contribuir a tus situaciones de energía. Incluir fuentes adicionales de proteínas, como carne, pescado, savia y tofu, en su dieta puede ayudar a estabilizar el azúcar en la sangre y promover energía duradera.

# Horario y frecuencia de las comidas:

Más allá de los tipos de alimentos que consumes, el momento y la frecuencia de tus reflexiones pueden afectar significativamente tus situaciones energéticas. Saltarse los reflejos o pasar demasiado tiempo sin comer puede provocar caídas de azúcar en la sangre, provocando fatiga y perversidad. más bien, trate de comer bocadillos y refrigerios regulares y equilibrados a lo largo del día.

# Desayuno: El Comienzo Energizante:

Con frecuencia se considera que el desayuno es el desastre más importante del día por una razón. Después de una noche de sueño, su cuerpo necesita energía para reactivar su metabolismo y darle energía para el día siguiente. Un desayuno equilibrado que incluya carbohidratos, proteínas y grasas saludables puede marcar un tono positivo para sus situaciones energéticas.

## Meriendas inteligentes:

Los snacks saludables pueden ayudar a mantener situaciones de energía entre reflexiones. Concluya con refrigerios que combinen carbohidratos y proteínas, como yogur con bayas o galletas integrales con hummus. Estas opciones proporcionan una fuente sostenida de energía y ayudan a la intemperancia durante las reflexiones principales.

## Alimentación consciente:

En nuestro mundo acelerado, es fácil hacer reflexiones apresuradas o comer sin pensar. aun así, tomarse el tiempo para saborear la comida y prestar atención a las señales de hambre y plenitud puede mejorar la digestión y la aplicación de energía. Comer con atención te permite disfrutar más de tus reflexiones y evitar la glotonería, que puede llevar a la prontitud.

## La hidratación importa:

La deshumidificación puede agotar su energía y hacer que se sienta fatigado.

Asegúrese de beber una cantidad aceptable de agua durante el día para mantenerse empapado. Los tés de hierbas, el agua invertida y el agua de coco también son excelentes opciones para mantenerte fresco.

## El papel de los suplementos:

Si bien una dieta equilibrada debe brindarle de manera impecable todos los nutrientes que necesita, algunas personas pueden beneficiarse de suplementos saludables para respaldar su situación energética. Consulte con un profesional de la salud antes de tomar suplementos, ya que él puede evaluar sus requisitos específicos y recomendar opciones aplicables.

## Conclusión:

Comer para obtener energía no se trata sólo de llenar el estómago; se trata de tomar decisiones informadas que nutran su cuerpo y le brinden una vitalidad duradera. Al apegarse a alimentos ricos en nutrientes, a un horario equilibrado para comer y a prácticas alimentarias conscientes, puede mantener niveles de energía estables durante todo el día. Recuerde que cambios pequeños y sostenibles en su dieta pueden generar avances significativos en su bienestar general. En el próximo capítulo, exploraremos la conexión entre la nutrición y la claridad interna, mostrando cómo sus elecciones de alimentos pueden afectar su función cognitiva.

# 8:
# El papel de los carbohidratos en el bienestar emocional

Los carbohidratos son un elemento básico de nuestra dieta y desempeñan un papel fundamental en el mantenimiento de nuestro bienestar general, incluida nuestra salud emocional. Si bien los carbohidratos se han asociado frecuentemente con la energía física y la nutrición, su impacto en nuestro estado de ánimo y sentimientos es inversamente significativo. Esta composición explora la relación multifacética entre los carbohidratos y el bienestar emocional, arrojando luz sobre cómo los alimentos que consumimos pueden afectar nuestro estado de ánimo, las situaciones de estrés y el estado emocional general.

# Entendiendo los carbohidratos:

Los carbohidratos son uno de los tres macronutrientes principales, junto con las proteínas y las grasas. Se encuentran principalmente en alimentos como cereales, legumbres, frutas, verduras y productos lácteos. Los carbohidratos se clasifican en dos órdenes principales: carbohidratos simples (azúcares) y carbohidratos complejos (frijoles y filamentos). Ambos tipos de carbohidratos son esenciales para nuestro cuerpo, pero impactan nuestras sensaciones de diferentes maneras.

# La conexión entre los carbohidratos y la serotonina:

La serotonina es un neurotransmisor que desempeña un papel vital en la regulación del estado de ánimo, la ansiedad y la depresión. Los carbohidratos, especialmente aquellos con un índice glucémico alto, pueden afectar la producción de serotonina en el cerebro. Cuando consumimos carbohidratos, provocan un aumento de la insulina, lo que permite que el triptófano, un aminoácido necesario para la combinación de serotonina, ingrese al cerebro con mayor fluidez. Esto, a su vez, puede conducir a un mejor estado de ánimo y a una sensación general de bienestar.

## Carbohidratos y manejo del estrés:

Los carbohidratos también pueden ayudar a controlar el estrés. Cuando estamos estresados, nuestros cuerpos liberan cortisol, una hormona del estrés, que puede provocar un aumento del estrés.
para alimentos ricos en carbohidratos. Este milagro se conoce frecuentemente como "comer por estrés". El consumo de carbohidratos durante momentos estresantes puede brindar una sensación temporal de comodidad y alivio, ya que pueden ayudar a reducir las situaciones de cortisol y promover la liberación de neurotransmisores que hacen sentir bien.

# Equilibrando los carbohidratos para el bienestar emocional:

Si bien los carbohidratos pueden afectar significativamente el bienestar emocional, es esencial mantener una dieta equilibrada. El consumo excesivo de carbohidratos simples, como bocadillos pegajosos y bebidas potables, puede provocar subidas y bajadas de azúcar en la sangre, lo que podría empeorar los cambios de humor y la inseguridad emocional. La clave es incorporar carbohidratos complejos, como cereales integrales y verduras, a su dieta para darle un
fuente constante de energía sin los efectos adversos del consumo excesivo de azúcar.

# Variaciones individuales y sensibilidad a los carbohidratos:

Es esencial tener en cuenta que las personas pueden responder de manera diferente a los carbohidratos. Algunas personas pueden ser más sensibles a las oscilaciones del azúcar en sangre, mientras que otras pueden tener diferentes preferencias y tolerancia saludables. Factores como la genética, el metabolismo y la salud general pueden afectar la forma en que los carbohidratos afectan el bienestar emocional a nivel individual.

## Conclusión:

En conclusión, los carbohidratos juegan un papel importante en el bienestar emocional. Pueden afectar el estado de ánimo, las situaciones de estrés y la salud emocional en general a través de su impacto en los neurotransmisores como la serotonina y su papel en el funcionamiento del estrés. Aún así, es fundamental consumir carbohidratos de manera equilibrada y consciente para obtener sus beneficios emocionales sin transmitir efectos secundarios negativos. Además, se deben considerar las variaciones individuales al evaluar el impacto de los carbohidratos en el bienestar emocional. Al mantener una dieta equilibrada y tomar decisiones alimentarias informadas, uno puede aprovechar el potencial positivo de los carbohidratos para apoyar su salud emocional.

# 9:
# Comodidad culinaria: cómo la comida provoca emociones

La comida es más que un mero sustento; es una fuerza importante que puede evocar una amplia gama de sentimientos. Desde el reconfortante agarre de un coliseo de funk en un día tormentoso hasta la alegre festividad de una deliciosa chuleta de chocolate en una fiesta de cumpleaños, la comida tiene la capacidad única de tocar nuestros corazones y almas. En este capítulo exploraremos la intrincada relación entre la comida y los sentimientos, investigando las formas en que los gestos culinarios pueden moldear nuestros estados de ánimo y recuerdos.

## El lenguaje de la comida:

La comida es un lenguaje universal que trasciende fronteras y sociedades. Nos habla de maneras que las palabras no

pueden. Imagina el aroma del chuck recién encendido.
flotando en el aire, o el susurro de las cebollas en un rostro caliente. Estos gestos sensitivos desencadenan una cascada de sentimientos y recuerdos que nos transportan a diferentes épocas y lugares.

Una de las razones por las que la comida es tan eficaz a la hora de inspirar sentimientos es su capacidad para aprovechar nuestros instintos primitivos. El sabor, el olor y la apariencia de los alimentos pueden provocar una avalancha de neurotransmisores y hormonas en nuestra inteligencia, lo que genera una amplia gama de respuestas emocionales. Por ejemplo, la visión de un plato bellamente servido en un restaurante de alta cocina puede provocar pasiones de admiración y expectativa, mientras que el sabor de una comida reconfortante favorita de otra época puede generar una sensación de nostalgia y calidez.

# Comida reconfortante: un abrazo para el alma:

Cuando pensamos en comida y sentimientos, una concepción que instintivamente nos viene a la mente es la de "comida reconfortante". Estos son los platos a los que recurrimos en momentos de estrés o tristeza, buscando consuelo y alimento emocional. Los alimentos reconfortantes están profundamente arraigados en nuestras historias particulares y con frecuencia se remontan a los sabores de nuestra minoría de edad. Ya sea un coliseo de petimetres y basura, un plato de puré de papas o un trozo de tarta de manzana, estos platos tienen el poder de calmar nuestras mentes preocupadas y levantarnos el ánimo.

Pero, ¿por qué encontramos consuelo en cosas específicas?
alimentos? La respuesta está en la conexión entre gusto y emoción. Las investigaciones han demostrado que ciertos sabores y texturas pueden provocar la liberación de endorfinas, las sustancias químicas que hacen que el cerebro se sienta bien. Para muchas personas, los alimentos reconfortantes se

asocian con recuerdos y gestos positivos, lo que los convierte en una opción natural a la hora de buscar apoyo emocional.

## Conexiones culturales:

La comida no es sólo una fuente de comodidad particular, sino también un reflejo de la identidad y el patrimonio cultural. Las diferentes sociedades tienen sus propias tradiciones culinarias únicas, cada una con su propio conjunto de asociaciones emocionales. Por ejemplo, los platos picantes y dulces de la cocina india se asocian frecuentemente con la festividad y la alegría, mientras que la simplicidad del sushi japonés puede provocar pasiones de serenidad y conciencia.

La comida también juega un papel central en los rituales y celebraciones artísticas. En muchas sociedades, el acto de participar en una cena con huesos queridos es un símbolo de cercanía y unión. Ya sea una fiesta de Acción de Gracias en los Estados Unidos o una forma de té tradicional en Japón, estos rituales culinarios sirven para fortalecer los vínculos sociales y fomentar un sentido de pertenencia.

## El poder de la nostalgia:

La nostalgia es un importante detector emocional y la comida tiene una asombrosa capacidad para transportarnos al pasado. Un solo bocado de un preciado regalo no antiguo puede provocar una avalancha de recuerdos y sentimientos, reconectándonos con nuestra historia. Este milagro no se limita a platos específicos; también puede estar vinculado a los rituales y tradiciones asociados con la comida.

Piense en la expectativa y la emoción que rodean los recuerdos de las vacaciones. El olor a limón montado en Acción de Gracias o el aroma de los ojos navideños recién encendidos pueden transportarnos incontinentemente a la calidez y comodidad de las reuniones familiares. Estas tradiciones producen una sensación de durabilidad y conexión con nuestra historia, apoyándonos en un mundo que cambia constantemente.

# El lado oscuro: alimentación emocional:

Si bien la comida tiene el poder de brindar consuelo y alegría, también puede ser una fuente de tortura emocional. La alimentación emocional, un milagro donde las personas utilizan la comida para lidiar con sentimientos negativos como el estrés, la ansiedad o la tristeza, es un tema complejo que afecta a muchas personas. En lugar de abordar las causas fundamentales de sus sentimientos, las individualidades pueden recurrir a la comida como un escape temporal.

Comprender la relación entre la comida y los sentimientos es fundamental para abordar la alimentación emocional. Es esencial celebrar cuando se utiliza la comida como refuerzo y buscar formas más saludables de lidiar con los sentimientos negativos. Esto puede implicar desarrollar formas de tomar conciencia, buscar el apoyo de un terapeuta o probar formas indispensables de controlar el estrés y la ansiedad.

# Conclusión

En conclusión, la comida es un importante provocador de sentimientos. Desde el reconfortante sabor de las comidas reconfortantes hasta la alegría de los festivales artísticos y, de hecho, el agridulce botín de la nostalgia, la comida tiene un profundo impacto en nuestra vida emocional. Es fundamental valorar el papel que juega la comida en nuestro bienestar emocional y cultivar una relación saludable con lo que comemos. Al comprender la conexión entre la comida y los sentimientos, podemos aprovechar su poder para nutrir no sólo nuestro cuerpo sino también nuestra alma. Entonces, la próxima vez que saborees un suculento desastre, tómate un momento para apreciar los sentimientos que despierta en tu interior y deja que la comida sea una fuente de alegría y conexión en tu vida.

# 10:
# Vitaminas B y armonía del sistema nervioso

El sistema nervioso es una red compleja e intrincada de células, neurotransmisores y vías responsables de coordinar la conducta voluntaria e involuntaria. Estos incluyen el movimiento muscular, la respuesta a estimulantes ambientales, la conformación de la memoria y, de hecho, la regulación del estado de ánimo. Como ocurre con todos los sistemas del cuerpo, el sistema nervioso requiere nutrientes esenciales para funcionar de manera óptima. Entre estos nutrientes esenciales se encuentran las vitaminas B, un grupo de vitaminas hidrosolubles que se sabe que desempeñan un papel importante en el mantenimiento de la armonía del sistema nervioso.

# Vitaminas B: (una descripción general)

El término "vitamina B" se refiere a un grupo de ocho vitaminas hidrosolubles que desempeñan lugares críticos en el metabolismo celular. Incluyen

1. B1 (tiamina)
2. B2 (riboflavina)
3. B3 (niacina)
4. B5 (ácido pantoténico)
5. B6 (piridoxina)
6. B7 (biotina)
7. B9 (ácido fólico o folato)
8. B12 (cobalamina)

Cada una de estas vitaminas tiene sus funciones únicas en el cuerpo, pero frecuentemente funcionan en comunidad. Como son hidrosolubles, el cuerpo no los almacena en grandes cantidades, por lo que es esencial un aporte regular.

## Papel en el sistema nervioso:

Varias vitaminas B participan directamente en el funcionamiento del sistema nervioso:

**Tiamina (B1):**Ayuda en la función caprichosa y en la producción de neurotransmisores. Una insuficiencia puede provocar una afección llamada beriberi, que afecta el sistema nervioso suplementario.

**Niacina (B3):**Esencial para la formación del ADN y producto del estrés y las hormonas relacionadas con el coito en las glándulas suprarrenales. Una insuficiencia grave produce pelagra, que puede provocar síntomas neurológicos como perversidad y confusión interna.

**Piridoxina( B6):**Integral para la creación de neurotransmisores, incluyendo serotonina, dopamina y ácido gamma-aminobutírico (GABA). Una insuficiencia puede afectar a la perversidad, la depresión y el malestar.

**Folato (B9):**Desempeña un papel en la combinación de ADN y ARN, que es fundamental para la rápida división celular y el crecimiento de las células caprichosas, especialmente durante la gestación. Su insuficiencia puede provocar enfermedades del tubo neural en el bebé.

**Cobalamina (B12):**Esencial para mantener la cubierta de mielina, que rodea y protege los filamentos caprichosos. Una insuficiencia puede generar daños caprichosos y afecciones como la neuropatía suplementaria.

## La armonía del sistema nervioso:

Cuando nos referimos a la "armonía" del sistema nervioso, estamos hablando de la capacidad del sistema para funcionar de manera equilibrada y eficaz. Esta armonía es esencial para

### 1. *Funciones cognitivas:*

Memoria, decisión-madera, alfabetización y atención.

### 2. *Regulación Emocional:*

Manejo del estrés, estabilización del estado de ánimo y reducción de la ansiedad.

### *3. Coordinación sensoriomotora:*

Colaboración muscular, procesamiento de entradas sensibles y conducta refleja.

Un aporte equilibrado de vitamina B asegura la armonía del sistema nervioso al favorecer la combinación de neurotransmisores, mantener la salud de las células caprichosas y apoyar los procesos metabólicos del sistema nervioso.

## Interrupción de la armonía:

Una insuficiencia de cualquiera de las vitaminas B puede alterar esta armonía y provocar una variedad de síntomas neurológicos y psiquiátricos. Estos podrían incluir pobreza de memoria, enfermedades del estado de ánimo, dolores caprichosos o incluso afecciones degenerativas con el tiempo. Por otro lado, si bien el cuerpo necesita estas vitaminas, un aporte excesivo también puede ser peligroso. Por ejemplo, un exceso de B6 puede provocar daños caprichosos, provocando impasibilidad y debilidad muscular.

# Garantizar una ingesta aceptable:

Para asegurarse de obtener suficientes vitaminas B:

## 1. _Diversifique su dieta:_

Incorpora una mezcla de carne, lácteos, huevos, flora exuberante, legumbres y cereales integrales.

## 2. _Considere la suplementación:_

Especialmente si sigues dietas específicas, como el veganismo, que podrían incluir algunas fuentes de vitamina B. Aún así, consulte siempre a un profesional de la salud antes de comenzar a tomar suplementos.
3. * Limite el consumo de alcohol * El alcohol puede interferir con la absorción y el metabolismo de la vitamina B.

# Conclusión:

La relación entre las vitaminas B y la armonía del sistema nervioso es compleja. Aplicar un aporte aceptable y equilibrado de estos nutrientes esenciales puede contribuir en gran medida a promover la salud cognitiva, emocional y sensoriomotora. Dado que el sistema nervioso es fundamental para nuestros gestos y respuestas, priorizar estas vitaminas puede mejorar significativamente la calidad de vida.

# 11:
# Creatividad culinaria: cocinar para la alegría y el bienestar

En un mundo impregnado de cadenas de comida rápida y platos instantáneos, el arte de la cocina puede parecer en ocasiones una reliquia de la historia. Aún así, la cocina sigue siendo uno de los espacios más profundos donde el arte se encuentra con la necesidad, la pasión con la comida y la creatividad con el bien. La cocina, con sus innumerables sabores, texturas y formas, ofrece un aceite rico en sensibilidades que puede levantar el ánimo, nutrir el cuerpo y estimular la mente.

## La naturaleza curativa de cocinar:

Para muchos, el mismo acto de cocinar sirve como un ejercicio mental. El picado métrico de las verduras, el chasquido de las cebollas en el rostro y el dulce aire de las especias mezclándose en el aire pueden ser tan curativos como una sesión de respiración profunda o yoga. A medida que involucras tus manos y sumerges tus sentidos, el acto se convierte en una forma de conciencia. Al aferrarse al presente (el sabor, el olfato, el sentido de los componentes), el hueso puede escapar en poco tiempo de las tensiones del mundo exterior.

Además, la naturaleza táctil de los medicamentos alimentarios puede estimular el cerebro de maneras que otros condicionamientos no pueden. Amasar masa, por ejemplo, no se trata solo de hacer carne o pizza; es una experiencia física que libera la presión de los músculos y, de hecho, genera recuerdos o sentimientos asociados con la comida.

## Creatividad y Exploración:

La cocina es tan importante para experimentar como para seguir las modas. La cocina se convierte en el laboratorio de un alquimista, donde un gusto por esto y una pizca de aquello pueden transfigurar los componentes introductorios en una obra maestra culinaria. ¿Alguna vez has probado a añadir un toque de canela a tu salsa para espaguetis o un chorrito de leche de coco a tu bruma? Estas pequeñas apuestas fuera del marco de la forma pueden conducir a descubrimientos placenteros.

La creatividad en la cocina no se limita sólo a los sabores; se extiende a texturas, colores y donación. Los colores vibrantes de una ensalada de verano, la sensación satinada de una espuma o la subcasta de ladrillos sobre una crème brûlée: todos estos son testimonio de la experiencia multisensorial que ofrece la cocina.

## La alegría de compartir:

Uno de los aspectos más satisfactorios de la creatividad culinaria es el placer de compartir. Un desorden, por simple que sea, se convierte en un medio de expresión, un gesto de amor, cuidado y hospitalidad. El acto de participar en la comida, ya sea con familiares, mosqueteros o incluso no nativos, fomenta la conexión y la comunidad. En numerosas sociedades, ofrecer comida es ofrecer un pedazo de corazón, haciendo de la mesa del comedor un espacio sagrado donde se cultivan vínculos y se crean recuerdos.

## Cocinar para el bienestar:

Más allá de los beneficios emocionales y espirituales, cocinar con sobras proporciona una ventaja palpable para la salud física. En una época en la que los alimentos reutilizados están cargados de conservantes, azúcares y grasas no saludables, hacerse cargo de sus componentes garantiza que lo que ingresa a su cuerpo sea saludable y nutritivo. Al optar por componentes frescos y controlar las cantidades de hisopo, azúcar y grasas, se pueden adaptar las reflexiones a las necesidades y preferencias de salud específicas.

Además, el acto de cocinar puede inseminar un aprecio más profundo por la comida. Comprender el recorrido de un plato, desde los componentes crudos hasta el plato final, puede fomentar un enfoque más consciente de la alimentación. Este conocimiento puede, a su vez, promover una mejor digestión, reducir la glotonería y mejorar la experiencia gastronómica en general.

## Desafíos culinarios como oportunidades de crecimiento:

Todo chef, neófito o experto, encuentra desafíos. tal vez sea un soufflé que se niega a subir, una salsa que se parte o sabores que simplemente no se mezclan. aun así, estos obstáculos son oportunidades de crecimiento disfrazadas. Impulsan la exploración, estimulan más pruebas y, lo más importante, educan la adaptabilidad. Postrarse frente a desafíos similares puede dar una sensación de logro que es singularmente satisfactoria.

## Nutrir el alma y la mente:

La cocina, en esencia, es una experiencia holística. No se trata sólo de llenar el estómago sino también de nutrir el alma y la mente. Cuando se aborda con entusiasmo y curiosidad, puede resultar un viaje de descubrimiento del tono. Las modas transmitidas de generación en generación pueden servir como base para la herencia de uno, mientras que probar platos de diferentes zonas del mundo puede ofrecer una muestra de nuevas sociedades y tradiciones.

## Conclusión:

En el cotillón de sabores, aromas y texturas, la cocina emerge como una fiesta de la vida misma. Es un espacio donde la creatividad no conoce límites y donde la alegría y el bien se miman juntos en una creación placentera. Ya sea un chef aficionado que busca una escapada de recuperación o un cocinero experimentado que busca nuevos desafíos, la cocina lo espera con los brazos abiertos, lista para embarcarse en una aventura culinaria que trasciende el plato.

# 12:
# Neurotransmisores nutritivos: comida y felicidad

Se suele decir que "eres lo que comes", y los recientes descubrimientos científicos están dando a esta palabra más credibilidad que nunca. El vínculo entre la comida y el estado de ánimo no es simplemente anecdótico; está bioquímicamente entrelazado. En el centro de esta relación se encuentran los neurotransmisores, los mensajeros químicos de nuestra inteligencia que regulan los sentimientos, el estado de ánimo, el apetito y otras funciones coloridas. Analicemos cómo determinados alimentos afectan las condiciones de ciertos neurotransmisores y, en consecuencia, nuestra sensación de felicidad.

### *1. Serotonina, el regulador del estado de ánimo:*

**Alimentos para aumentar la serotonina:**Pavo, huevos, basura, tofu, salmón, nueces, semillas y plátanos.

La serotonina, frecuentemente denominada el neurotransmisor que hace sentir bien, es fundamental para mantener el equilibrio del estado de ánimo. Una deficiencia puede provocar depresión. El triptófano, un aminoácido presente en numerosos alimentos ricos en proteínas, es un precursor de la serotonina. El consumo de estos alimentos puede Aumenta las situaciones de serotonina en el cerebro, promoviendo una sensación de calma, felicidad y bienestar.

### *2. Dopamina El mensajero del precio y del placer:*

**Alimentos para aumentar la dopamina:**Sobra carne, pescado, huevos, lácteos, savia y frutos secos.

La dopamina se asocia con el placer, el precio y la provocación. Es la emoción que sientes después de lograr algo o la alegría de un desastre placentero. La tirosina, un aminoácido presente en numerosas proteínas, es un bloqueante estructural de la dopamina. Poner hielo en una dieta rica en tirosina puede potencialmente levantar el ánimo y provocar situaciones de provocación.

## 3. *GABA (ácido gamma-aminobutírico) el agente calmante:*

**Alimentos para estimular el GABA:**Cereales integrales, savia, lentejas, almendras, frutos rojos y espinacas.

GABA sirve como un neurotransmisor inhibidor, lo que significa que calma el esfuerzo caprichoso. Actúa como el analgésico natural del cerebro, provocando pasiones de relajación y aliviando la ansiedad. Los alimentos ricos en magnesio y vitamina B6 pueden promover el producto GABA y, por lo tanto, reducir potencialmente los niveles de estrés y ansiedad.

## 4. *Endorfinas, las anodinas naturales del cuerpo:*

**Alimentos para aumentar las endorfinas:**Alimentos picantes, chocolate amargo y fresas.

Las endorfinas se liberan en respuesta al dolor o al estrés y ayudan a paliar las pasiones o el malestar. Producen una sensación de éxtasis, análoga a la que producen los opioides. Los alimentos picantes, debido a la capsaicina en emulsión, pueden provocar la liberación de endorfinas. Además, el chocolate negro contiene feniletilamina, que puede aumentar los niveles de endorfinas.

## 5. *Acetilcolina, el refuerzo del aprendizaje y la memoria:*

**Alimentos para potenciar la acetilcolina:**Huevos, hígado, productos lácteos, maní y soja.

La acetilcolina juega un papel vital en funciones cognitivas como la memoria y la alfabetización. La colina, presente en numerosos alimentos, es un precursor de la acetilcolina. Ponerle hielo a una entrada aceptable puede potencialmente mejorar los procesos cognitivos y la claridad del estudio.

## Dieta equilibrada Una mente equilibrada:

Si bien es tentador concentrarse en alimentos específicos para estimular neurotransmisores particulares, es vital recordar la importancia de una dieta equilibrada. Consumir una gama diferente de nutrientes garantiza una salud cerebral óptima. Depender demasiado de un solo grupo de alimentos puede generar desequilibrios que pueden anular los beneficios.

## Conclusión:

La intrincada conexión entre comida y felicidad subraya la importancia de las opciones saludables. Los neurotransmisores nutricionales a través de una selección consciente de alimentos pueden allanar el camino para mejorar el estado de ánimo, reducir el riesgo de depresión y el bienestar interno general. A medida que la sabiduría continúa descubriendo las innumerables formas en que los alimentos afectan nuestros sentimientos, una cosa es segura: lo que consumimos juega un papel vital a la hora de decretar cómo nos sentimos. Entonces, la próxima vez que vayas a tomar un refrigerio, recuerda que no solo estás alimentando tu cuerpo, sino que también estás nutriendo tu mente.

# 13:
# La dieta mediterránea: una receta para vivir con alegría

El mar Mediterráneo, con sus aguas azules, ha sido testigo del ascenso y caída de conglomerados, el nacimiento de sociedades y el desarrollo de una dieta que no sólo nutre el cuerpo sino que también eleva el espíritu. La dieta mediterránea, con su énfasis en frutas frescas, verduras, cereales integrales y grasas saludables, es un testimonio de siglos de tradiciones culinarias combinadas con una profunda comprensión de los beneficios naturales de sus componentes. No se trata sólo de comida; es una forma de vida que promete vida, salud y un sabor a vivir.

## 1. *Orígenes y Evolución:*

La dieta mediterránea tiene sus raíces en los patrones saludables de los países que bordean el mar Mediterráneo, incluidos España, Italia, Grecia y el sur de Francia. La cornucopia natural de la región, combinada con las diversas influencias artísticas, ha dado lugar a una dieta rica en sabores, texturas y nutrientes. Los olivos florecen, las estaciones se extienden sobre colinas y el océano ofrece su generosidad, todo lo cual contribuye a un menú que es a la vez suculento y saludable.

## 2. *Componentes principales:*

El punto fuerte de la dieta mediterránea reside en su sencillez. Enfatiza

**-Frutas y vegetales:**La base de cada desastre, que ofrece una gran cantidad de colores, sabores y nutrientes esenciales.

**- Cereales Integrales:**El pan, la pasta y los cereales ancestrales como el farro y el bulgur aportan energía y fibra saludable.

**- Grasas saludables:**El óleo de oliva, utilizado con soltura en la cocina y para rociar, aporta grasas monoinsaturadas saludables para la salud del corazón. Las nueces y las semillas también ofrecen proteínas y ácidos grasos esenciales.

- **Proteínas magras:**El pescado y el marisco frescos, consumidos con regularidad, aportan ácidos grasos omega-3, mientras que la carne, los huevos y los lácteos (especialmente el yogur y la basura) proporcionan fuentes de proteínas frescas.

- **Legumbres:**Los garbanzos, las lentejas y la savia ofrecen proteínas, fibra y multitud de vitaminas y minerales.

- **Hierbas y especias:**En lugar de hisopos, la cocina mediterránea utiliza salsas como albahaca, romero y orégano, y especias como azafrán y pimentón, para condimentar los platos.

- **Consumo moderado de vino:**Tradicionalmente, las reflexiones se acompañan de una copa pequeña de vino tinto, lo que se ha relacionado con beneficios cardiovasculares.

### 3. *Más allá de la nutrición, una forma de vida:*

Lo que hace que la dieta mediterránea sea tan única es que va más allá de lo que hay en el plato. Se trata de

- **Comer alegremente:**Las reflexiones son un momento de fiesta, en el que se participa frecuentemente con familiares y mosqueteros, deleitándose cada bocado y saboreando la compañía.

- **Actividad física:**Ya sea paseando entre olivares, bailando en un jubileo original o trabajando en el campo, el movimiento se integra en la vida diurna.

- **Consciencia:**Desde optar por los componentes más frescos a pedido hasta el acto de cocinar y comer, existe una sensación de presencia y aprecio.

### 4. *Beneficios para la salud:*

Se honra ampliamente el impacto positivo de la dieta mediterránea en la salud

- **La salud del corazón:**Numerosos estudios han demostrado que puede reducir el riesgo de enfermedades cardiovasculares al mejorar los niveles de colesterol, presión arterial e inflamación.

- **Salud cerebral:**La combinación de antioxidantes, grasas saludables y vitaminas puede proteger contra el deterioro cognitivo y la locura.

- **Control de peso:**Su enfoque en alimentos integrales y sin ingredientes y en una alimentación consciente puede ayudar a mantener un peso saludable.

- **Longevidad:**Algunas de las poblaciones más longevas del mundo provienen de la región mediterránea y su dieta es un factor importante que contribuye a ello.

## *5. Adoptar el estilo de vida mediterráneo:*

Adoptar el modo de vida mediterráneo implica mucho más que cambios saludables

- **Cocinar en casa:**Participa en la alegría de preparar reflexiones, explorar nuevas modas y disfrutar los frutos de tu trabajo.

- **Comunidad:**Comparte reflexiones con huesos amados, erigiendo conexiones y nutriendo conexiones.

- **Mantenerse activo:**Encuentra el acondicionamiento que te guste, ya sea bailar, caminar o hacer jardinería, y hazlo parte de tu rutina.

- **Saborea el momento:**Disminuya la velocidad, aprecie la belleza que lo rodea y esté presente en cada momento.

## 6. *Un sabor del Mediterráneo:*

Para comprender verdaderamente el atractivo de la dieta mediterránea, es necesario disfrutar de sus platos.

- **Ensalada griega:**Una mezcla estimulante de tomates, pepinos, aceitunas, queso feta y salsas, salpicada de pintura al óleo de oliva.

- **Paella:**Un plato de arroz español lleno de sabores de azafrán, verduras y una mezcla de mariscos.

- **Ratatouille:**Un guiso francés elaborado con berenjenas, calabacines, pimientos y tomates, mimado con aceite de oliva y salsas.

- **Hummus:**Una delicada mezcla de garbanzos, tahini, bomba y ajo, perfecta para mojar o untar.

## Conclusión:

La dieta mediterránea es una sinfonía de sabores, texturas y aromas que nutre el cuerpo y el alma. Es una festividad de los placeres simples de la vida: comida fresca, buena compañía y la alegría de vivir en armonía con la naturaleza. Mientras navegamos por las complicaciones de la vida ultramoderna, el estilo mediterráneo ofrece una forma no sólo de comer saludablemente, sino también de una vida llena de alegría, propósito y bienestar.

# 14:
# Antioxidantes y resiliencia mental

En el ámbito contemporáneo de la salud y la vitalidad, los antioxidantes han sido ampliamente discutidos debido a su potencial para neutralizar motas peligrosas llamadas revolucionarios libres, que pueden generar daño celular. Si bien su contribución a la salud física está bien reconocida, un cuerpo de exploración imperativo es explorar la fascinante conexión entre los antioxidantes y la adaptabilidad interna. Este contenido tiene como objetivo interpretar esta conexión, detallando cómo estos importantes compuestos pueden reforzar la mente mortal contra el estrés cerebral y el deterioro cognitivo.

## 1. _Comprensión de los antioxidantes:_

Los antioxidantes son motas que inhiben la oxidación de otras motas, excluyendo así el producto de los revolucionarios libres. Estos revolucionarios libres pueden instigar una respuesta en cadena que daña las células. El cuerpo produce naturalmente algunos antioxidantes y también los absorbe de los alimentos, particularmente de frutas, verduras, nueces y ciertos tipos de carne.

## 2. _El cerebro, un órgano vulnerable:_

El cerebro es particularmente susceptible al estrés oxidativo debido a su alto consumo de oxígeno, abundante contenido de lípidos y defensas antioxidantes bastante bajas. Con el tiempo, el estrés oxidativo puede comprometer la función y la integridad neuronal y, de hecho, provocar la muerte celular. Esta vulnerabilidad ha convertido al cerebro en un foco de atención en el estudio de los bienes defensivos de los antioxidantes.

### 3. *La conexión entre el estrés oxidativo y la salud mental:*

El estrés oxidativo habitual se relaciona cada vez menos con coloridos problemas de salud internos, como la depresión, la ansiedad y ciertas afecciones neurodegenerativas. ¿El vínculo común? Inflamación. La inflamación habitual en el cerebro, impulsada en parte por el estrés oxidativo, puede alterar las vías de los neurotransmisores, viciar la función sináptica y, de hecho, dañar las estructuras neuronales.

### 4. *Antioxidantes como agentes neuroprotectores:*

Cada vez hay más pruebas de que los antioxidantes, en virtud de su capacidad para reducir el estrés oxidativo, pueden ser neuroprotectores. En caso

- **Vitamina E:** La vitamina E, que se encuentra frecuentemente en nueces, semillas y espinacas, ha demostrado ser eficaz para prevenir el deterioro cognitivo, especialmente en adultos de edad avanzada.

- **Vitamina C:**Generalmente procedente de frutas cítricas, pimientos morrones y fresas, se ha observado que la vitamina C mejora el estado de ánimo y compensa los trastornos cerebrales relacionados con el estrés.

- **Polifenoles:**Se ha demostrado que estos compuestos, abundantes en alimentos como las bayas, el té y el chocolate amargo, mejoran la función cognitiva y el estado de ánimo.

## 5. *Resiliencia mental: más allá de la cognición:*

La adaptabilidad mental se refiere a la capacidad de permanecer psicológicamente robusto ante la adversidad. No se trata simplemente de la ausencia de problemas de salud internos, sino de una capacidad visionaria para recuperarse de los desafíos. El estrés oxidativo puede dificultar que las individualidades manejen los factores estresantes, reduciendo así la adaptabilidad.

Pero, ¿cómo entran en juego los antioxidantes?

## 6. *Amortiguar los efectos del estrés psicológico:*

El estrés aumenta el producto de los revolucionarios libres. Los antioxidantes pueden ayudar a proteger el cerebro contra los bienes negativos de estos revolucionarios convencidos del estrés, reduciendo así potencialmente el impacto del estrés cerebral.

Un estudio sobre animales expuestos a estrés social habitual encontró que aquellos con dietas ricas en antioxidantes mostraban menores signos de ansiedad y depresión. Si bien se requiere una mayor exploración en humanos, estos hallazgos brindan una justificación convincente del papel implícito de los antioxidantes en el aumento de la adaptabilidad interna.

## 7. *Antioxidantes y envejecimiento:*

El envejecimiento suele ir acompañado de una caída natural de la adaptabilidad interna. El deterioro cognitivo relacionado con la edad se atribuye de forma incompleta al aumento del estrés oxidativo. El aporte regular de antioxidantes a través de la dieta o la suplementación podría ayudar a compensar estos bienes, promoviendo una mayor duración de la claridad interna y la adaptabilidad.

## 8. _El enfoque equilibrado:_

Es esencial tener en cuenta que, si bien los antioxidantes son saludables, el equilibrio es fundamental. Los bolos extremadamente altos, especialmente a través de suplementos, a veces pueden tener efectos ineficaces. por lo tanto, una dieta equilibrada, rica en diferentes antioxidantes de fuentes naturales, es el enfoque ideal.

# Conclusión:

La interacción entre los antioxidantes y la adaptabilidad interna es una frontera instigadora en la neurociencia y la psicología. Si bien todavía estamos desentrañando las complicaciones de esta relación, las implicaciones potenciales para las estrategias preventivas de salud interna son inmensas. La incorporación de alimentos ricos en antioxidantes a la dieta de los huesos podría no sólo ser un camino hacia la vitalidad física sino también una base para la fibra interna. A medida que avanza la exploración, podemos anticipar recomendaciones más refinadas sobre cómo aprovechar con estilo estos potentes compuestos al servicio de una mente flexible.

# 15:
# Un enfoque holístico: alimentación, mente y felicidad duradera

La felicidad, cuya búsqueda ha sido una búsqueda sin fecha, con frecuencia se malinterpreta como una consecuencia de ciertos logros o la posesión de medios palpables. Aun así, la felicidad verdadera y continua no es únicamente producto de los logros, sino una interacción entre nuestras mentes, cuerpos y las decisiones que tomamos. Entre estas opciones, los alimentos que consumimos y los estudios que fomentamos tienen un profundo impacto en nuestro bienestar general.

## El poder de la comida:

Nuestro cuerpo es similar a una máquina sofisticada, y cada parte requiere energías específicas para funcionar al máximo. Estas 'energías' vienen en forma de nutrición que recibimos de nuestros alimentos. Las elecciones alimentarias que hacemos en este momento no sólo afectan nuestra salud física, sino que también desempeñan un papel vital en la determinación de nuestro bienestar interno.

Por ejemplo, se ha demostrado que una dieta rica en ácidos adiposos omega 3, presentes en pescados como el salmón, reduce los síntomas de la depresión. El triptófano, un aminoácido presente en el limón, las nueces y las semillas, aumenta los niveles de serotonina, que es un estabilizador del estado de ánimo. Los alimentos ricos en probióticos, como el yogur, mejoran la salud intestinal, lo que tiene un vínculo directo con el bienestar interno.

Por otro lado, el consumo excesivo de alimentos reutilizados y azúcares puede provocar cambios de humor y una sensación general de languidez. No se trata sólo de las "calorías" sino de la "información" que contienen estos alimentos. Cada bocado se comunica con nuestro ADN, impactando nuestra amenaza de condiciones y, en consecuencia, nuestro estado interno.

## Nutrición mental:

Así como nuestros cuerpos necesitan alimentos nutritivos, nuestras mentes anhelan estimulación positiva. La palabra 'eres lo que comes' puede ser acertadamente
modificado a 'eres lo que supones'. El estrés habitual, los patrones de pensamiento negativos y la exposición a entornos o conexiones venenosas pueden ser tan perjudiciales para nuestra felicidad como una mala alimentación.

La contemplación, las prácticas de concienciación y los remedios cognitivo-conductuales son herramientas que nos dotan del poder de remodelar nuestros estudios. Así como desintoxicamos nuestro cuerpo, la desintoxicación ocasional de la mente es fundamental. Esto implica liberarse del mundo digital, ensayar el agradecimiento y fomentar conexiones que nos impulsen.

Otro aspecto esencial de la alimentación interna es la alfabetización y el crecimiento continuos. Una mente estancada genera descontento. La alegría de aprender cosas nuevas, postrarse ante un desafío o simplemente participar en un caballo de batalla alimenta nuestra necesidad natural de progreso y mantiene nuestras facultades internas alerta.

## Integrando la comida y la mente para una felicidad duradera:

Un enfoque holístico de la felicidad implica celebrar el intrincado cotillón entre nuestra mente y la comida. en lugar de tratarlos como dos realidades separadas, debemos comprender su interdependencia.

**1. _Alimentación consciente:_** En lugar de atiborrarte de reflexiones frente al televisor, come conscientemente. Aprecia los colores, texturas y sabores. Comprenda de dónde proviene su comida y el recorrido que realiza para llegar a su plato. Esto no sólo mejora el placer de comer, sino que también ayuda a la digestión y ayuda a elegir alimentos más saludables.

**2. _Alimento para el pensamiento:_** Es esencial alimentar nuestra inteligencia con los nutrientes adecuados para asegurar la claridad de estudio, la concentración y el equilibrio emocional. Nutrientes como los ácidos adiposos omega-3, los antioxidantes que se encuentran en las bayas y minerales como el zinc y el magnesio desempeñan un papel vital en las funciones cognitivas.

### 3. _Acondicionamiento que estimula el cerebro:_ Participar en condicionamientos que desafían nuestro cerebro, como mistificaciones, lectura o aprender una nueva habilidad, garantiza la producción de nuevas neuronas. Si a esto le sumamos una dieta equilibrada, tendremos un cerebro sano y feliz.

### 4. _Ejercicio:_ El esfuerzo físico es el terreno entre la mente y la comida. El ejercicio libera endorfinas, que elevan el estado de ánimo de forma natural. Un acto tan simple como caminar puede estimular la creatividad, reducir la ansiedad y mejorar la memoria. Cuando se complementa con la nutrición adecuada, sus beneficios se multiplican.

### 5. _Busque el equilibrio:_ A veces está bien darse un capricho, tanto en términos

de comida como de estudios. Lo esencial es festejar cuando nos inclinamos hacia un extremo y retroceder. El equilibrio es la clave.

## El camino a seguir:

Un enfoque holístico de la felicidad no es un destino sino un viaje. Implica tomar decisiones conscientes todos los días. Fete que tanto la comida como los estudios son formas de energía. La calidad y naturaleza de esta energía determinarán nuestra salud física, bienestar interno y, por extensión, nuestra felicidad.

Cada comida es una ocasión para nutrir nuestro cuerpo, y cada estudio, una ocasión para nutrir nuestra mente. Cuando empezamos a ver nuestra vida desde esta perspectiva, la felicidad no es un bien que perseguimos; se convierte en un subproducto de nuestras elecciones diurnas.

Si bien los factores externos juegan un papel en nuestro bienestar, el poder de lograr una felicidad duradera es falso dentro de nosotros. Está en las decisiones que tomamos, los alimentos que comemos y los estudios que fomentamos. Adopte este enfoque holístico y embárquese en un viaje satisfactorio hacia una vida más feliz y saludable.

www.ingramcontent.com/pod-product-compliance
Lightning Source LLC
Chambersburg PA
CBHW070859260726

48661CB00004B/1492